Reimrätsel für Senioren und Kinder Sommer Edition

Wie lautet des Rätsels Lösung? Seniorenbeschäftigung Rätsel und Gedächtnistraining

101 Ratespiele – Band 2

Kristina Büttertz

Senioren Beschäftigungen

Als Zusatz zum Buch haben wir weitere kostenlose Aktivierungen zum Downloaden bereitgestellt.

Unter folgendem Link erhältst du die erstklassigen, kostenlosen Übungsvorlagen zum Downloaden: **https://bit.ly/buchbonus**

Folge uns auf Social Media! 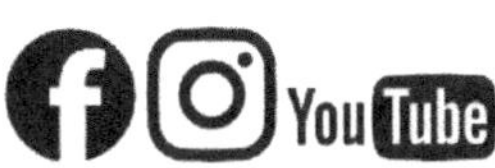

Inhaltsverzeichnis

Einleitung

Herzlich Willkommen erstmal zu dieser Reimrätsel-Ausgabe. Hier erwarten dich 60 Reimrätsel, welche sich alle um eine besonders schöne Jahreszeit drehen: Den Sommer!

Was fasziniert uns Menschen so sehr an Reimen? Am meisten sicherlich, weil sie uns im Kopf bleiben und sie unser Gehirn leicht einprägt. Rätsel zu lösen und ihnen auf den Grund zu gehen, ist schon seit jeher ein Urinstinkt von uns Menschen. Wir wollen das Unentdeckte entschlüsseln und ihm auf die Spur kommen. Das Unbekannte reizt uns und wir wollen es so schnell wie möglich lösen.

In diesem Buch könnt ihr eure Sherlock-Holmes Talente ans Tageslicht bringen und euer Können bei den 60 Sommer-Rätseln auf die Probe stellen.

In den Rätseln wird immer ein bestimmter Begriff gesucht, welcher unmittelbar mit der Jahreszeit Sommer in Verbindung steht. Die Rätsel sind unterschiedlich schwierig, das heißt es ist von leicht errat bar bis schwere Tüftelei alles dabei. Alle Rätsel bestehen jeweils aus 6 Zeilen, wobei sie sich immer paarweise reimen. Besonders ansprechen soll dieses Buch Kinder und Senioren, welche durch diese Rätsel ihr

Gehirn trainieren und ihre sprachlichen Fähigkeiten durch gezielte Wortspiele täglich erweitern können. Neue Wörter in den Wortschatz aufnehmen und oftmals bereits vergessene wieder in den Alltag miteinbauen – und das am besten auf spielerische Art und Weise. Kinder sollten schon von klein auf mit dieser Art von Denkspielen konfrontiert werden, um sie richtig zu fördern und um ihnen zu zeigen, dass Lernen auch mit Spaß verbunden sein kann. Senioren und Menschen mit Demenz hingegen, stellt es vor eine andere Herausforderung. Durch diese Reimrätsel werden Sinne und Geist angeregt und es bietet sich eine optimale Möglichkeit, das Gedächtnis spielerisch aufzufrischen. Errät man einen Begriff, stellt sich ein Erfolgserlebnis ein, wodurch Selbstvertrauen und Selbstsicherheit gefördert und gestärkt werden. Man kann sagen, dass Rätseln im Allgemeinen das Wohlbefinden von uns Menschen steigert!

Wie die Rätsel nun gelöst werden, dass liegt in der Hand eines jeden Selbst. Entweder man löst sie gemeinsam in der Gruppe, wobei einer den Part des Spielleiters übernimmt und die Rätsel an die Mitspieler vorliest. Diese sollen dann den gesuchten Begriff erraten und der Spielleiter kontrolliert, ob das Rätsel richtig gelöst wurde. Genauso gut funktioniert es aber auch alleine:

Man liest sich mit aller Ruhe ein Rätsel durch, versucht auf den gesuchten Begriff zu kommen und kontrolliert anschließend die Lösungen am Ende des Buches.

Bestens geeignet ist dieses Buch für Eltern mit kleineren Kindern, Erziehern, Leiter oder Angestellte von Seniorenresidenzen und für Senioren und deren Angehörigen.

Aber um Niemanden länger auf die Folter zu spannen und um die Rätsellust nicht noch weiter in die Länger zu ziehen, genug der vielen Worte:

Viel Spaß und Erfolg beim Lösen der Sommer-Reimrätsel! 🏖️

Reimrätsel

Rätsel 1:

Es brennt, es schmerzt, spürst du es nicht?

Es ist verbrannt, die äußerste Schicht.

Die Sonne wohl zu viel genossen, guckst du jetzt gar ganz verdrossen.

Kratzt es und du häutest dich, hast du einen ...?

Rätsel 2:

Das Salz auf den Lippen,

das Wasser prallt an den Klippen.

Für alt und jung ein beliebtes Urlaubsziel, verzaubert uns alle durch das schöne Wasserspiel.

Was ich hier suche ist allen bekannt, Oben Wellen, unten Sand.

Rätsel 3:

Ein Ort im Freien, doch nicht ganz in der Natur, Ruhe genießen und Erholung pur, Beliebt, um in der Mittagspause zu verweilen, optimal um den Ort auch mit Freunden zu teilen.

Die Blumen sind hier regelmäßig zu gießen, aber auch die Sonne kann man hier genießen.

Rätsel 4:

Gepackt werden alle sieben Sachen, der Urlaub beginnt, komm lasst es krachen.

Aus Kunststoff, Plastik oder gar aus Leder, fährt man weck, braucht es ein Jeder.

Mit einem Henkel und am Boden mit Rollen, gefüllt mit Klamotten und anderen Kleidern tollen.

Für Kühlung bei so mancher Hitze, mit den Propellern funktioniert er spitze.

Mit Strom betrieben, wird ein Hitze Tod vermieden.

Aufgestellt im Zimmer oder im Büro, welch tolle Erfindung, aber hallo!

Ob mit Fleisch, Gemüse, Käse oder andere Leckereien.

Am besten funktioniert es dann doch im Freien.

Am besten mit Freunden oder gar allein, nur nicht anbrennen lassen, dann wird das Essen fein.

Kohle ist für diese Sommerbeschäftigung essentiell, ab an den gedeckten Tisch, aber schnell.

Rätsel 7:

Frisch und lecker sind seine Gaben, Arbeit gehört aber dazu, will man ihn haben.

Wasser braucht er, um zu gedeihen.

Viel Sonne, um ihn seine volle Pracht zu verleihen.

Tomaten, Gurken und Salate sind daraus der Lohn, der gesuchte Gegenstand, errätst du ihn schon?

Rätsel 8:

Ist es allzu heiß so gibt es dieses Wort, die Kinder gehen nach Hause und das sofort.

Diese freuen sich und genießen den Tag, entweder Daheim oder dann doch im Freibad.

Die Lehrer freuen sich auch sehr darüber, denn für heute ist die Schule hinüber.

Rätsel 9:

Ganz weiß und warm klebt er zwischen den Zehen, ist er ganz zu heiß kann man gar nicht mehr darauf gehen.

In der Nähe des Wassers ist er viel, ermöglicht Kindern das ein oder andere Spiel.

Eignet sich hervorragend zum Burgen bauen.

Ein Muss für alle Urlauber, hab Vertrauen.

Rätsel 10:

Auf dem Wasser bewegt es sich, ganz elegant und leicht.

Durch Turbinen es ganz leise über die Meere schleicht.

Die Rundfahrt entweder klein oder groß, etwas nobler als ein schlichtes Floß.

Mit mehreren km/h rast es durchs Meer, hier will ich mitfahren, Bitte sehr!

An den Füßen getragen geben sie den Zehen frischen Wind, erhältlich für Erwachsene, aber auch für jedes Kind.

Aus den Katalogen strahlen sie in allen Formen bunt und speziell, sind für die warmen Sommermonate essentiell.

Getragen mit Socken, welch ein Graus, das geht über jeden Modetrend hinaus.

Die Küste das ist ihr Zuhaus, hier fliegen diese Tiere ein und aus.

Gezeichnet oft mir nur zwei Strichen, werden sie mit anderen Zugvögeln verglichen.

Schwarz mit Orangem Schnabel fliegen sie durch die Luft, ach wie herrlich, dieser Meeresduft!

Die Form des gesuchten Wortes ist rund, hin und her werfen kann man ihn auch ohne Grund.

Gemustert, gefleckt oder doch gestreift, mit Luft gefüllt, dass man ihn besser greift.

Im Wasser spielen, oh wie ist das schön.

Lass uns spielen - wirf ihn mir doch zu - Dankeschön!

Am Strand genossen oder in der Bar schlürfen, und nebenbei die Sonne genießen dürfen.

Mit Rum, Wodka, Likör oder doch ganz alkoholfrei, genehmigen wir uns doch gleich davon zwei!

Schön angerichtet erfreuen sie Körper und Geist, Pina Cola da, Gin Tonic, Long Island, aber bitte mit Eis!

Brauner Stiel, grüne Blätter und ein Schatten-Spender, diese Pflanze gibt es in so manchen Ländern.

Mit einer Kokosnuss geziert, hast du diese leckere Frucht schon einmal probiert?

Sieht man dieses Gewächs, in seiner Form groß und breit, ist der Sommer gewiss nicht mehr weit!

Rhythmus, Musik und Bewegung, durch den richtigen Ton kommt diese Erregung.

Der Körper schwingt hin und her, mit den richtigen Schuhen ist es gar nicht schwer.

Partner, Boden und der richtige Schwung, perfekt für Alt als auch für Jung.

In der Sonne gereift, schmecken sie sehr lecker,

süß gewachsen in den zahlreichen Äckern.

In ihrer Farbe Rot, als Marmelade schmiert man sie aufs Brot.

Im Supermarkt kann man sie kaufen, weil sie so gut sind, davon am besten einen ganzen Haufen.

In der Sonne brutzeln das ist fein, doch wo leg ich denn hin mein Bein?

Am besten auf das gesuchte Wort, das ist dafür der beste Ort.

Eben darauf liegen ist hier optimal, so erwischt man jeden Sonnenstrahl.

Rätsel 19:

Um das Ertrinken zu vermeiden, hat man es an den Armen beiden.

Für fast jedes Kind ein Muss, um nicht unterzugehen im starken Meeresfluss.

Mit oranger Farbe sind sie bekannt, weit hinaus über das ganze Land.

Rätsel 20:

Für sehr viel Freude sorgt sie im Schwimmbad, am besten genutzt bei 30 Grad.

Mit einigen Kurven, fest gebaut, sorgt sie leider auch für Verletzungen an der Haut.

Durch intensives Nutzen kommt am Popo der Schmerz, mit Wasser betrieben schlägt ihr Herz.

Mit roter Hose steht er da, zu unserer Sicherheit sagt er ja.

Mit der Pfeife in der Hand, verhindert er das Springen vom Schwimmbadrand.

In Schwimmen und Tauchen hat er einen Stern, im Wasser ja da ist er gern.

Wenn Sommer ist wollen alle dahin.

Es ist heiß, rate mal wo ich dann bin?

Wasser und viele Liegen, auch ein paar Bälle die durch die Lüfte fliegen.

Abkühlung ist hier kein Problem, ab ins Becken, aber nur mit Sonnencreme!

Rätsel 23:

Leoparden, Löwen und Gazelle, sieht man hier auf alle Fälle.

Von fern beobachtet das geht klar, bleibt man im Auto ist alles wunderbar.

In Afrika, Südamerika oder doch im Nahen Osten, bei dieser Tour kommt jeder Tier-Fan auf seine Kosten.

Rätsel 24:

Ein schön gebautes Schloss wer wünscht sich das nicht, ist man am Strand ist es eine Pflicht.

Kinder errichten es und haben ganz viel Spaß, mit etwas Wasser und einer Schaufel erhält es das richtige Maß.

Mit Muscheln verziert ist es eine Pracht, Respekt an denjenigen, der es macht.

Rätsel 25:

Um ungesunde Röte zu vermeiden, und um zu umgehen anschließendes Leiden.

Weiß und flüssig kommt sie daher, Scheint die Sonne, braucht man sie und zwar sehr.

Den ganzen Körper reibt man damit ein, um zu genießen den wunderbaren Sonnenschein.

Rätsel 26:

Im Wasser schwimmen sie umher, zieren die gesamte Küste und das Meer.

Sammeln, betrachten und verschenken, um an den schönen Urlaub zurückzudenken.

In allen Formen sind sie da, lausch doch mal daran – oh ja!

Schützen Augen und Gesicht, und sorgen unter Wasser für das nötige Licht.

Aus Plastik sind sie meist gemacht, Ohne sie am Meer – das wäre doch gelacht.

Kinder und Erwachsene haben sie auf der Nase dabei, ab ins Wasser – eins, zwei, drei!

Gelb und groß strahlt sie uns entgegen, genau das Gegenteil vom Regen.

Wärmt den Körper und das Herz, Wärme hilft ja gegen Schmerz.

Im Osten geht sie auf und nimmt schließlich im Süden ihren Lauf.

Hörst du sie rauschen und ans Ufer kommen?

Bist du im Wasser kannst du ihnen kaum entkommen.

Klein und groß, es kommt drauf an, ihr Naturschauspiel zieht dich in ihren Bann.

Ist das Meer still, gibt es sie nicht, ist das Meer laut, sind sie in Sicht.

Ein beliebtes Getränk bei Vielen, trinkst du zu viel, kannst du nicht mehr zielen.

Etwas Prosecco enthält er auch, ein Stück Orange gibt ihn den besonderen Hauch.

Durch die Orange Farbe erhält er seinen Namen.

Ja sagt einmal, könnt ihr es schon erahnen?

Im Sommer eine beliebte Waffe zum Schießen, seid ihr das Ziel, könnt ihr eine Abkühlung genießen.

Spritzt du damit kannst du rechnen mit Rache, du wirst nass, das ist die Hauptsache.

Der Spaß steht dabei im Vordergrund, ach - komm schon, Lachen ist doch gesund.

Das Resultat eines heißen Sommertags wird hier gesucht, von vielen wird es oft verflucht.

Mit Regen oder gar Hagel kommt es oft, geht aber dann aber auch sehr schnell wieder fort.

Für Abkühlung sorgt es ganz spitz, verbunden mit Donner und Blitz.

Rätsel 33:

Das Dach das kannst du hier verschieben, im Sommer werden es alle lieben.

Auf vier Rädern kommt es gefahren.

Durch die offene Decke kannst du dir das Sonnen sparen.

Einen Motor und vier Reifen, kannst du bei schönem Wetter durch die Straßen streifen.

Rätsel 34:

Von ihm gibt es viele Arten, geangelt wird in verschiedenen Sparten.

Hast du ihn im Netz erstmal, kannst du direkt rufen zum Abendmahl.

Im Wasser schwimmt er, kommt auf den Tisch, ist doch klar – wir suchen den...?

Urlaub machen sie und das sehr oft, immer an einem fremden Ort.

Gern gesehen in den Urlaubsregionen, wollen sie sich etwas schonen.

Als Auswärtige werden sie erkannt, die .... so werden sie genannt.

Sonne tanken und die Haut verfärben, passt man nicht auf, kann sie auch verderben.

Ein Synonym dafür ist das Sonnenbad, bist du verbrannt, fragst du in der Apotheke um Rat.

Liegst du in der Sonne, übst du es aus, willst du es werden, dann muss du Raus.

Rätsel 37:

Der Geruch wird von vielen verehrt, um wach zu werden wird er morgens verzehrt.

Schwarz und kurz ist seine Erscheinung, ohne Milch, das ist vieler Meinung.

Ob in der Bar oder auch Zuhaus, aus der Kaffeemaschine, da muss er raus.

Rätsel 38:

Sehr süß mit Schale kommt sie daher, schmeckt besonders gut am Meer.

Ob Wasser oder Honig genannt, bringt sie viele um den Verstand.

Ein Nachtisch an sehr heißen Tagen, willst du sie essen, musst du nur im Supermarkt danach fragen.

Rätsel 39:

Gelb und Schwarz komm sie daher, im Feld gewachsen bitte sehr.

Recht hoch wird sie nach einiger Zeit, gut riechen tut sie mit Sicherheit.

Auch Öl wird daraus gewonnen, den Namen verbindet man oft mit „sonnen".

Rätsel 40:

Im Wasser wird es praktiziert, schwieriger, wenn das Wasser gefriert.

Spezielle Bewegungen halten dich an der Oberfläche, erlernst du es nicht ist es eine Schwäche.

Kannst du stehen, ist es weniger relevant, können solltest du es, verlässt du den Schwimmbadrand.

Rätsel 41:

Kennzeichnend sind die freien Tage, das macht froh, gar keine Frage.

Die Schule macht dann eine Pause, gefeiert wird die ein oder andere Sause.

Am Ende fragt man sich: Wo sind sie geblieben?

Weil wir diese Zeit dann doch sehr lieben!

Rätsel 42:

Trübsal oder gar eine Träne, zeig doch besser deine Zähne.

Mit guter Stimmung ist so vieles besser zu ertragen, damit kannst du so einiges wagen.

Lachen, Freude und viel Optimismus, geben dem Leben das entsprechende Plus.

Eingebaut in manches Haus, nimmt das Gerät an heißen Tagen seinen Lauf.

Es kühlt herab einen jeden Raum, für viele ist es wie ein Traum.

Sie im Sommer auszuschalten muss man erst wagen, um diese Hitze anschließend zu ertragen.

Von jung und alt gehasst, wird ihnen oft eine Watsche verpasst.

Sie summen und stechen auch manchmal zu, einen kratzenden Stich hast du im Nu.

Verflucht vor allem in der Nacht, nimm dich bloß vor diesen Viechern in Acht!

Die wohl leckerste Nachspeise der Welt, ist wohl
der Grund warum sie allen gefällt.

Im Sommer bringt es die beste Abkühlung
gewiss, lässt sich auch naschen selbst ohne
Gebiss.

In den verschiedensten Sorten gibt es den Begriff, gerade im Sommer kommt es oft auf den
Tisch.

Im Meer, da ist er Zuhaus, bei klarer Sicht da
kommt er heraus.

Mit fünf Zacken ist er meist geschmückt, was so
vieles Kind entzückt.

Ein Meeresbewohner ist er zugleich, von der
Konsistenz ist er eher weich.

Zwei Flügel und ein langes Heck, um es zu benutzen musst du durch einen Check.

Es bringt dich in ferne Länder, und vereinigt kulturelle Bänder.

Ein Ticket wird dafür benötigt, das ist fix sonst wird das mit dem Platz leider nix.

Bei sonnigem Himmel startest du am besten, um neue Wege im Wald oder am See zu testen.

Sonntags ist die Beschäftigung sehr beliebt, oft aber dann doch die Faulheit siegt.

Gutes Schuhwerk ist hier gefragt, sonst danach das Füßchen plagt.

Rätsel 49:

Ein Drahtesel ist hier das benötigte Ding, will man vorbei, macht es „dingeling".

Gemeinsam macht es noch mehr Spaß, müde ist man, gibt man Gas.

Treten muss man das Pedal, schmerzt der Hintern – war das wohl das letzte Mal!

Rätsel 50:

Um sich am Strand etwas zu bedecken, muss man gewisse Körperteile verstecken.

Behilflich ist der das Wort dabei, teile hat es und das zwei.

In allen Farben kann man ihn tragen, zum Einsatz kommt er aber nur an heißen Tagen.

Ein schönes Bild muss festgehalten werden, denn es gibt so viel Wunderbares auf Erden.

Ein Objektiv und ein Stativ, damit geht nun nichts mehr schief.

Schnell noch ein Andenken schießen, und danach ins Fotoalbum schließen.

Den Kopf bedeckt er, das ist klar, für viele ist das wunderbar.

Aus Stroh oder doch aus anderem Material, schmückt er oft so manches Haar.

Um die Sonne abzuwenden, dafür ist er gedacht, gib dich vor einen Sonnenstich in Acht!

Ganz ohne Schuhe sind die Füße, da sagt doch
der Sommer liebe Grüße.

In den Monaten mit „R" zu vermeiden, muss
man sie in den anderen nicht bekleiden.

Die Zehen fühlen sich so frei und gut, lass die
Schuhe Daheim, hab nur Mut!

Zwischen zwei Bäumen da hängt sie, da kannst
du dich Erholen und zwar wie.

Mit einer Wölbung in der Mitte, leg dich doch
hinein, bitte bitte!

Im Rucksack kompakt verstaut, liegst du drin-
nen, pass auf dass es dich nicht heraushaut!

Rätsel 55:

Ab in den Süden oder doch an die Nordsee?

Oder ein Städtetrip nach Berlin an die Spree?

Egal wohin, hauptsache weck von Daheim, egal ob zusammen oder allein.

Hol deinen Koffer und befreie ihn vom Staub, denn wir starten in den .... ?

Rätsel 56:

Ein Korb und etwas Leckeres zum Essen, heute lassen wir uns nicht stressen.

Obst, ein Brötchen und etwas zum Naschen, vergesst ja nicht die Wasserflaschen.

Ein Deckchen brauchen wir zum unterlegen, lasst uns Essen, hoffentlich kommt kein Regen!

Eine Mischung aus gerösteter Bohne und Eis, im Restaurant hat es auch seinen Preis.

Im Sommer gern mit Sahne geziert, sogar mit etwas Schokolade verschmiert.

Im Glas oder in der Tasse, schmecken tut er einfach weltklasse!

Bei der Hitze im Sommer kommt er daher, besser gleich duschen Bitte sehr.

Riechen tut er nicht sehr gut, nimm dich bloß vor ihm in Hut!

Deos helfen meist dagegen, denn ansonsten bist seinem Geruch erlegen.

Auf der Nase sind sie meist du sehen, wer kann dieses Wunder schon verstehen.

Bist du viel in der Sonne beim Bräunen, kannst du dich an ihnen erfreuen.

Von vielen oft als süß erachtet, werden sie von vielen aber doch verachtet.

Egal ob Cocktail oder Saft, besser du hast an sie gedacht.

Das Schlürfen der Getränke funktioniert wunderbar, was wir suchen, ist dir das schon klar?

Immer in länglicher Form, aber in allen Variationen, kannst du dich mit einem leckeren Getränk belohnen.

Lösungen

1. Sonnenstich
2. Meer
3. Terrasse
4. Koffer
5. Ventilator
6. Grillen
7. Garten
8. Hitzefrei
9. Sand
10. Kreuzfahrt
11. Sandalen
12. Möwe
13. Wasserball
14. Cocktail
15. Palme
16. Tanzen
17. Erdbeeren
18. Liegestuhl
19. Schwimmflügel
20. Wasserrutsche

21. Bademeister
22. Freibad
23. Safari
24. Sandburg
25. Sonnencreme
26. Muschel
27. Taucherbrille
28. Sonne
29. Wellen
30. Aperol Spritz
31. Wasserpistole
32. Gewitter
33. Cabrio
34. Fisch
35. Touristen
36. Braun werden
37. Espresso
38. Melone
39. Sonnenblumen
40. Schwimmen
41. Ferien
42. Gute Laune
43. Klimaanlage

44. Mücken
45. Eis
46. Seestern
47. Flugzeug
48. Wanderung
49. Radtour
50. Bikini
51. Kamera
52. Sonnenhut
53. Barfuß
54. Hängematte
55. Urlaub
56. Picknick
57. Eiskaffee
58. Schweiß
59. Sommersprossen
60. Strohhalm

ENDE

<u>Ich hoffe, das Buch hat dir gefallen.</u>

Im Übrigen wäre ich Dir sehr dankbar, wenn du dir eine Minute Zeit für ein Feedback auf Amazon.de nimmst!

Rezensionen sind für uns freie Autoren sehr wichtig, denn darüber werden sie gemessen! Nimm dir daher doch bitte die Minute Zeit und schreibe eine ehrliche Rezension über dieses Buch!

Weitere Senioren Beschäftigungen

Wir bemühen uns sehr und bringen stetig neue Bücher für Senioren raus, damit es nie langweilig wird ☺

Weitere Bücher von uns findest du hier:

Direkt zu unseren Büchern auf Amazon:
http://bit.ly/sb-autorenseite

Unsere Webseite:
https://senioren-beschaeftigungen.de

Weitere Beschäftigungs Bücher findest du auf Amazon.de, indem du in die Suchleiste „Kristina Büttertz" eingibst, auf eines unserer Bücher klickst, und dann unterhalb des Titels auf dir Buchreihe „Senioren Beschäftigungen" klickst.

<u>Vielen Dank für die Unterstützung.</u>

Haftungsausschluss

Die Umsetzung aller enthaltenen Informationen, Anleitungen und Strategien dieses Buchs erfolgt auf eigenes Risiko. Für etwaige Schäden jeglicher Art kann der Autor aus keinem Rechtsgrund eine Haftung übernehmen. Für Schäden materieller oder ideeller Art, die durch die Nutzung oder Nichtnutzung der Informationen bzw. durch die Nutzung fehlerhafter und/oder unvollständiger Informationen verursacht wurden, sind Haftungsansprüche gegen den Autor grundsätzlich ausgeschlossen. Ausgeschlossen sind daher auch jegliche Rechts- und Schadensersatzansprüche. Dieses Werk wurde mit größter Sorgfalt nach bestem Wissen und Gewissen erarbeitet und niedergeschrieben. Für die Aktualität, Vollständigkeit und Qualität der Informationen übernimmt der Autor jedoch keinerlei Gewähr. Auch können Druckfehler und Falschinformationen nicht vollständig ausgeschlossen werden. Für fehlerhafte Angaben vom Autor kann keine juristische Verantwortung sowie Haftung in irgendeiner Form übernommen werden.

Urheberrecht

www.ingramcontent.com/pod-product-compliance
Lightning Source LLC
Chambersburg PA
CBHW050800240726

48654CB00008B/573